U0381445

草木笔记

贾杨 主编

广西师范大学出版社
·桂林·

图书在版编目(CIP)数据

草木笔记/贾杨主编.—桂林:广西师范大学出版社,
2020.11

ISBN 978 - 7 - 5598 - 3115 - 6

Ⅰ.①草… Ⅱ.①贾… Ⅲ.①中草药－普及读物
Ⅳ.①R281 - 49

中国版本图书馆 CIP 数据核字(2020)第 164165 号

出 品 人:刘广汉
责任编辑:刘孝霞
助理编辑:吕解颐
封面设计:李婷婷
版式设计:徐　妙

广西师范大学出版社出版发行

(广西桂林市五里店路9号　　　邮政编码:541004)
(网址:http://www.bbtpress.com)

出版人:黄轩庄
全国新华书店经销
销售热线:021 - 65200318　021 - 31260822 - 898
山东临沂新华印刷物流集团有限责任公司印刷
(临沂高新技术产业开发区新华路1号　邮政编码:276017)
开本:787mm×1092mm　　1/36
印张:$7\frac{2}{9}$　　　　　　字数:40 千字
2020 年 11 月第 1 版　　2020 年 11 月第 1 次印刷
定价:68.00 元

本书编委会

主　　编　贾　杨
副 主 编　肖　芸　张晶滢

编　　委　（按姓氏笔画为序）

　　　　　王海丽　李　扬　李洁怡
　　　　　应嘉炜　张　进　卓鹏伟
　　　　　庞素银　郑宜南　高围溦

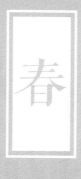

春

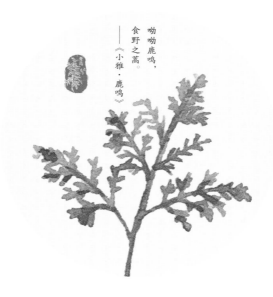

呦呦鹿鸣，
食野之蒿。
——《小雅·鹿鸣》

青蒿

性味：味苦、辛，性寒。

归经：归肝经、胆经。

功效：清热解暑，除蒸，截疟。

为菊科植物青蒿或黄花蒿的全草。夏季开花前，选茎叶色青者，割取地上部分，阴干。

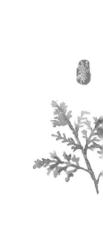

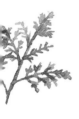

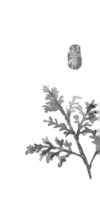

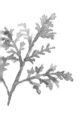

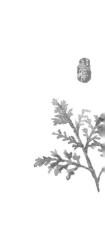

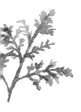

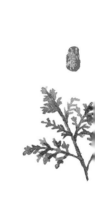

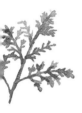

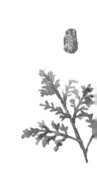

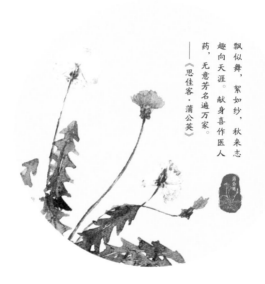

飘似舞，絮如纱，秋来志
趣向天涯。献身喜作医人
药，无意芳名遍万家。
——《思佳客·蒲公英》

蒲公英

性味：苦、甘，寒。
归经：归肝经、胃经。
功效：清热解毒，消肿散结，利尿通淋。

为菊科植物蒲公英的带根全草。春、夏开花
前或刚开花时连根挖取，除净泥土，晒干。

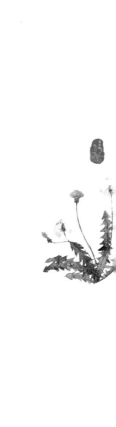

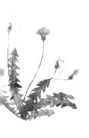

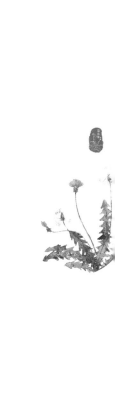

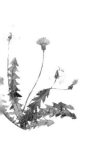

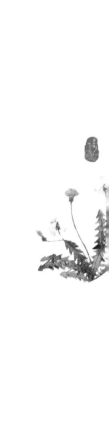

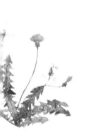

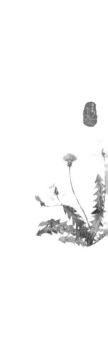

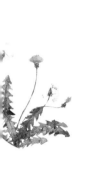

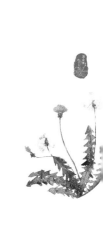

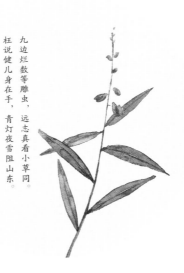

九边烂数等雕虫，远志真看小草同。

枉说健儿身在手，青灯夜雪阻山东。

——清·龚自珍《远志》

远志

性味：苦、辛，温。

归经：归心经、肾经、肺经。

功效：安神益智，祛痰，消肿。

为远志的干燥根。春、秋二季采挖。

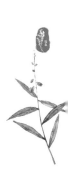

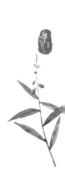

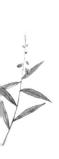

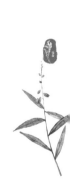

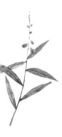

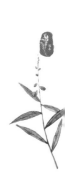

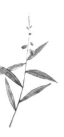

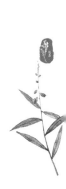

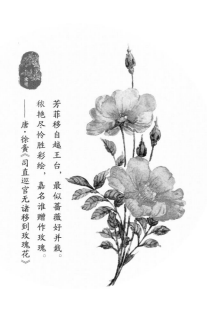

芳菲移自越王台，最似蔷薇好并栽。

秾艳尽怜胜彩绘，嘉名谁赠作玫瑰。

——唐·徐夤《司直巡官无诸移到玫瑰花》

玫 瑰 花

性味：甘、微苦，温。

归经：归肝经、脾经。

功效：行气解郁，和血，止痛。

为玫瑰的干燥花蕾。春末夏初花将开放时分批采收。阴干，冲汤代茶服，可治肝胃气痛。（《纲目拾遗》）

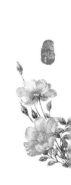

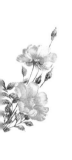

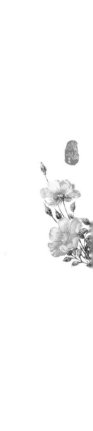

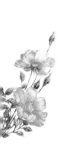

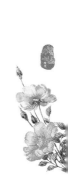

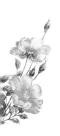

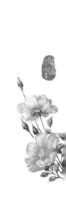

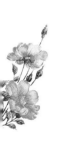

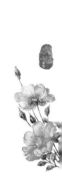

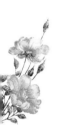

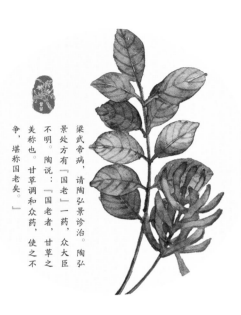

梁武帝病，请陶弘景诊治。陶弘景处方有『国老』一药，众大臣不明。陶说：『国老者，甘草之美称也。甘草调和众药，使之不争，堪称国老矣。』

甘草

性味：味甘，性平。

归经：归心经、肺经、脾经、胃经 。

功效：补脾益气，清热解毒，祛痰止咳，缓急止痛，调和诸药。

为豆科植物甘草的干燥根。春、秋二季采挖。

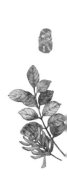

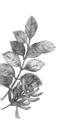

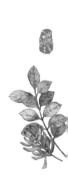

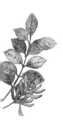

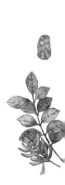

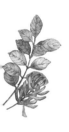

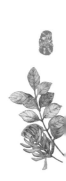

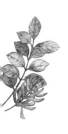

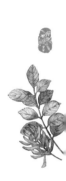

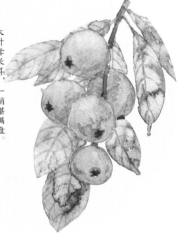

大叶耸长耳，一梢堪满盘。

荔支分与核，金橘却无酸。

雨压低枝重，浆流冰齿寒。

长卿今尚在，莫遣作园官。

——宋·杨万里《枇杷》

枇杷

果

性味：味甘酸，性凉。

归经：入脾经、肺经，兼入肝经。

功效：润肺，止渴，下气。

果期 4—5 月。

叶

性味：味苦，性微寒。

归经：归肺经、胃经。

功效：清肺止咳，降逆止呕。

叶全年可采收。入药须除去叶上绒毛。

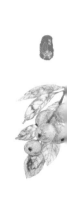

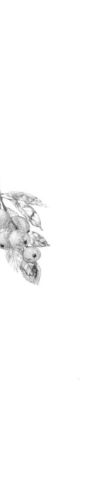

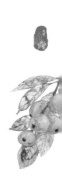

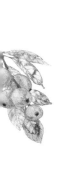

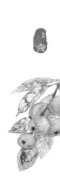

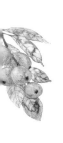

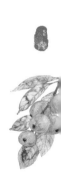

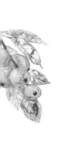

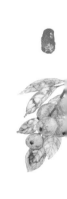

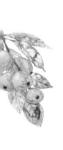

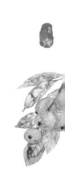

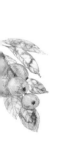

夏

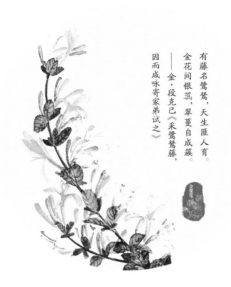

有藤名鸳鸯，天生匪人有
金花间银蕊，翠蔓自成簇。
——金·段克己《采鸳鸯藤，
因而成咏寄家弟试之》

金银花

性味：味甘，性寒。
归经：归肺经、心经、胃经。
功效：清热解毒，凉散风热。

为忍冬的花蕾或初开的花，此花初开时为
白色，后变黄色，故得名。5—6月间，
在晴天清晨露水刚干时摘取花蕾后阴干。

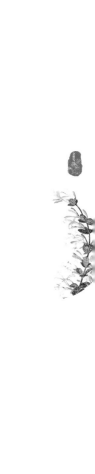

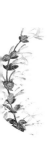

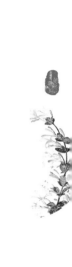

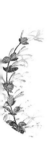

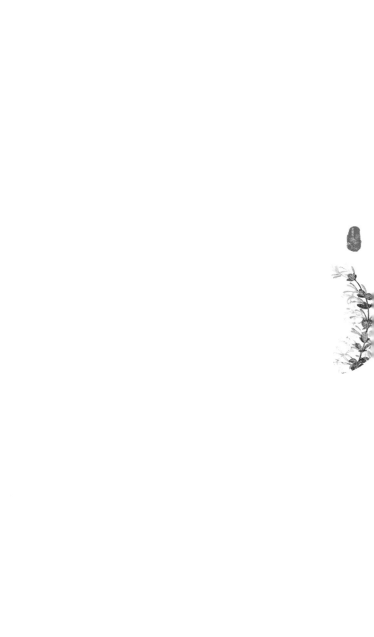

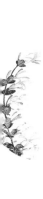

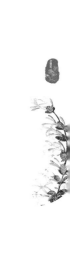

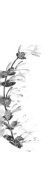

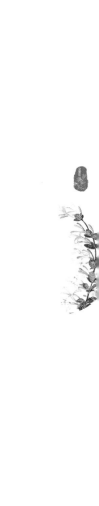

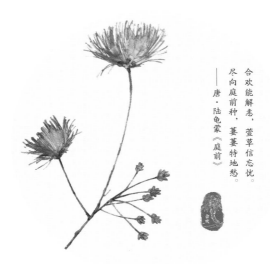

合欢能解恚，萱草信忘忧。
尽向庭前种，萋萋特地愁。
——唐·陆龟蒙《庭前》

合 欢 花

性味：味甘，性平。
归经：归心经、肝经。
功效：解郁安神。用于心神不安，忧郁失眠。

为豆科植物合欢的干燥花序。夏季花开放时
择晴天采收，及时晒干。

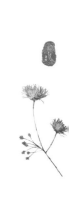

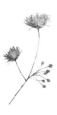

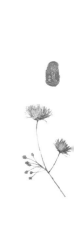

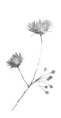

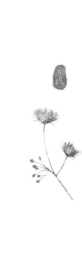

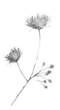

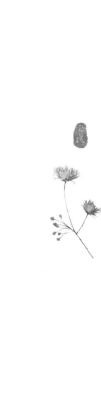

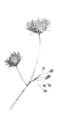

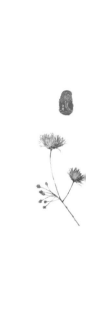

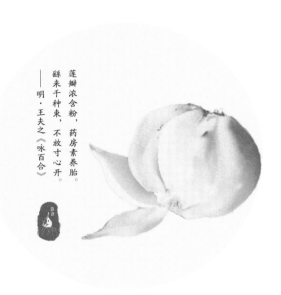

莲瓣浓含粉，药房素养胎。

缫来千种束，不放寸心开。

——明·王夫之《咏百合》

百合

性味：味甘，性寒。

归经：归心经、肺经。

功效：养阴润肺，清心安神。

药用百合有家种与野生之分，家种的鳞片阔而薄，味不甚苦；野生的鳞片小而厚，味较苦。

百合粥：百合、莲子、薏米适量，同煮粥，加冰糖或白糖调味食用。有滋补、安神、益胃、润肺作用。

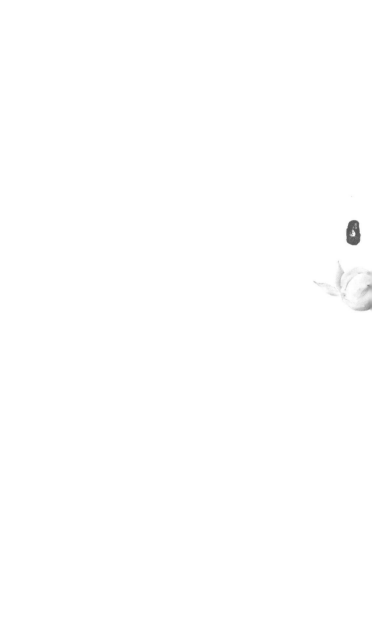

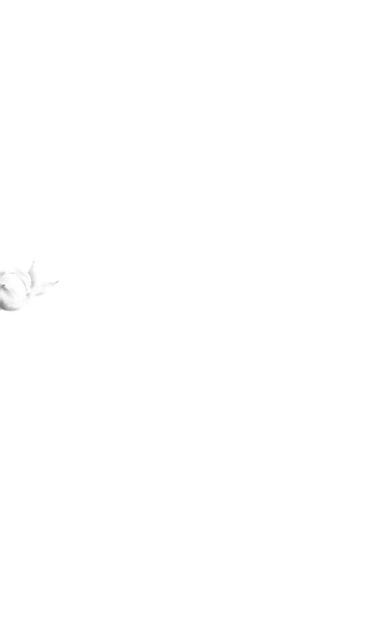

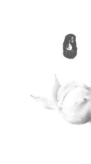

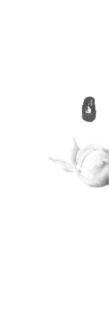

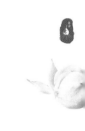

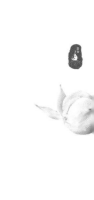

薄荷……辛能发散，凉能清利，专于消风散热。故头痛、头风、眼目、咽喉、口齿诸病，小儿惊热，及瘰疬、疮疥为要药

——明·李时珍《本草纲目》

薄荷

性味：味辛，性凉。

归经：归肺经、肝经。

功效：宣散风热，清头目，透疹。

为薄荷的全草或叶，夏或秋季采摘。以叶多、色绿，气味浓者为佳。

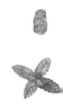

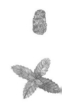

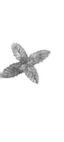

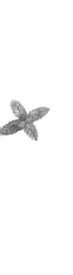

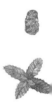

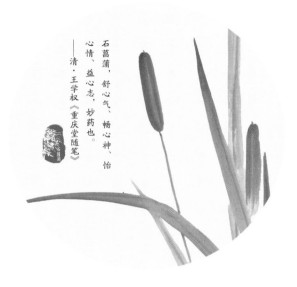

石菖蒲，舒心气、畅心神、怡心情、益心志，妙药也。

——清·王学权《重庆堂随笔》

菖蒲

性味：味辛、苦，性微温。

归经：归心经、肝经、脾经。

功效：化痰开窍，化湿行气，祛风利痹。

为天南星科植物石菖蒲的根茎。秋、冬二季采挖，除去须根及泥沙，晒干。

端午节有挂菖蒲的习俗。

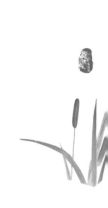

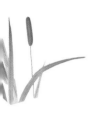

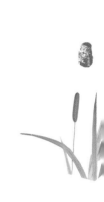

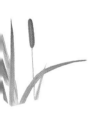

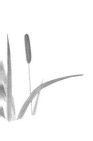

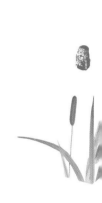

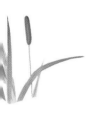

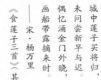

城中莲子买将归，
未问尝新早与迟。
偶忆涌金门外晓，
画船带露摘来时。
——宋·杨万里
《食莲子三首》其二

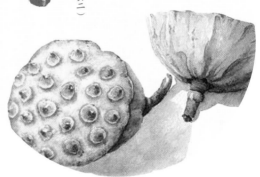

莲子

性味：味甘、涩，性平。

归经：归脾经、肾经、心经。

功效：补脾止泻，止带，益肾涩精，养心安神。

为莲的干燥成熟种子。果实成熟时采割莲房，取出果实，干燥。

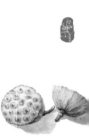

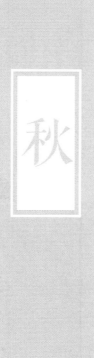

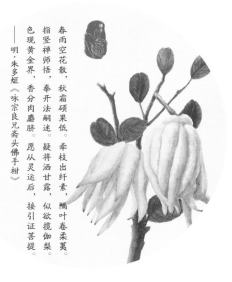

春雨空花散，秋霜硕果低。牵枝出纤素，隔叶卷柔荑。指竖禅师悟，拳开法嗣迷。疑将洒甘露，似欲揽伽梨。色现黄金界，香分肉麝脐。愿从灵运后，接引证菩提。

——明·朱多炡《咏宗良兄斋头佛手柑》

佛手

性味：味辛、苦、酸，性温。
归经：归肝经、脾经、肺经。
功效：舒肝理气，和胃止痛。

为芸香科柑橘属植物佛手的干燥果实。秋季果实尚未变黄或刚变黄时采收。

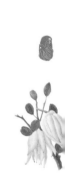

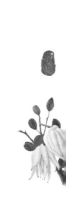

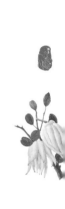

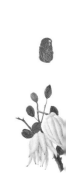

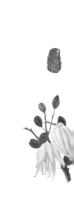

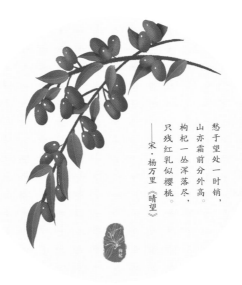

愁干望处一时销，
山亦霜前分外高。
枸杞一丛浑落尽，
只残红乳似樱桃。
——宋·杨万里《晴望》

枸 杞

性味：味甘，性平。
归经：归肝经、肾经。
功效：滋补肝肾，益精明目。

夏、秋二季果实呈红色时采收。

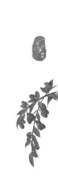

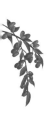

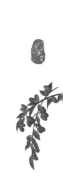

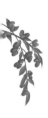

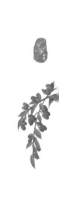

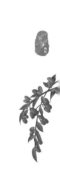

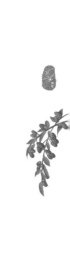

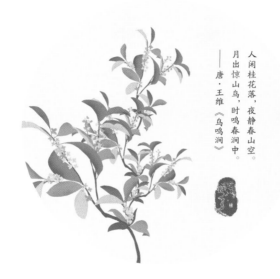

人闲桂花落，夜静春山空。
月出惊山鸟，时鸣春涧中。
——唐·王维《鸟鸣涧》

桂花

性味：味辛，性温。

功效：散寒破结，化痰止咳。

为木犀科植物木犀的花。9—10月开花时采收，阴干，密闭贮藏，留驻香气。

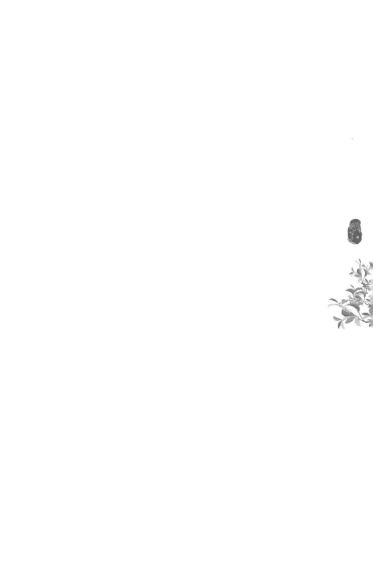

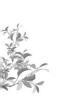

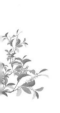

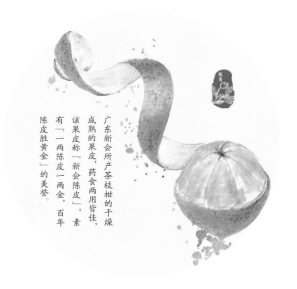

广东新会所产茶枝柑的干燥成熟的果皮，药食两用皆佳，该果皮称「新会陈皮」，素有「一两陈皮一两金」，百年陈皮胜黄金」的美誉。

陈皮

性味： 味苦、辛，性温。

归经： 归肺经、脾经。

功效： 理气健脾，燥湿化痰。

陈皮梨汤的做法：

一、梨两个，陈皮一片，冰糖适量；

二、梨洗净，削皮切块，梨肉与梨皮放入锅中，加适量的水，大火煮开后转小火煮十分钟；

三、加入陈皮，煮五分钟后关火，自然冷却后沥出汤汁饮用。

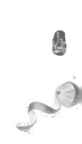

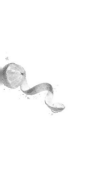

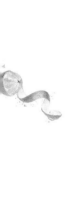

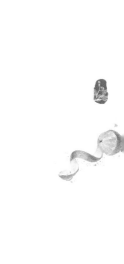

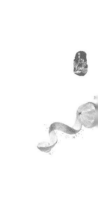

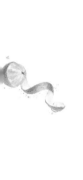

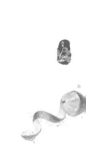

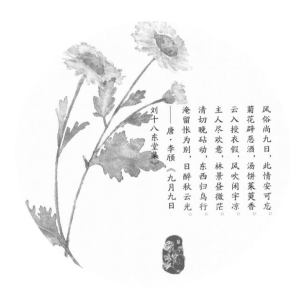

风俗尚九日，此情安可忘。

菊花辟恶酒，汤饼茱萸香。

云入授衣假，风吹闲宇凉。

主人尽欢意，林景昼微茫。

清切晚砧动，东西归鸟行。

淹留怅为别，日醉秋云光。

——唐·李颀《九月九日

刘十八东堂集》

菊花

性味：味甘、苦，性微寒。

归经：归肺经、肝经。

功效：散风清热，平肝明目。

重阳节时饮菊花茶与佩戴茱萸皆是民俗。1989 年我国将重阳日定为老人节，"九"与"久"同音，表达了希望老人健康长寿的美好祝愿。

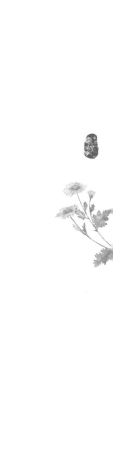

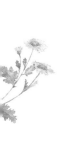

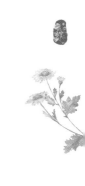

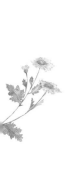

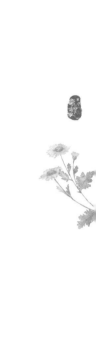

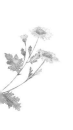

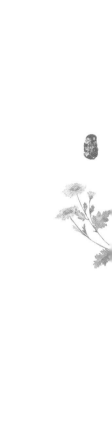

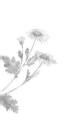

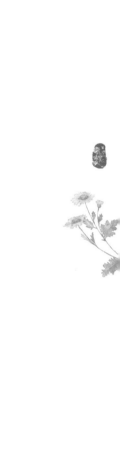

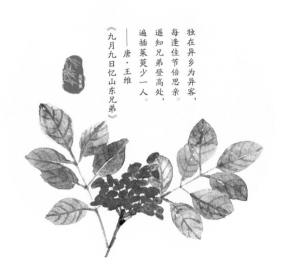

独在异乡为异客，
每逢佳节倍思亲。
遥知兄弟登高处，
遍插茱萸少一人。
——唐·王维
《九月九日忆山东兄弟》

吴茱萸

性味：味辛、苦，性热，有小毒。
归经：归肝经、脾经、胃经、肾经。
功效：散寒止痛，降逆止呕，助阳止泻。

重阳节有登高和插吴茱萸的风俗。《本草纲目》认为吴茱萸常用于重阳插头，可以驱恶近阳。

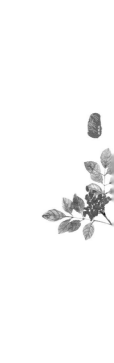

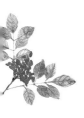

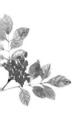

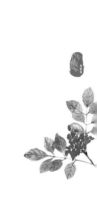

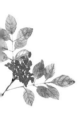

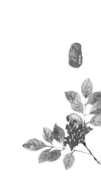

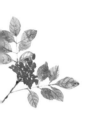

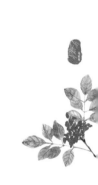

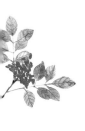

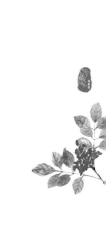

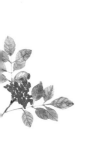

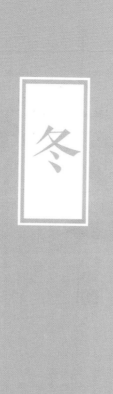

冬

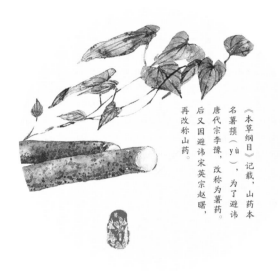

《本草纲目》记载，山药本名薯蓣（yù），为了避讳唐代宗李豫，改称为薯药，后又因避讳宋英宗赵曙，再改称山药。

山药

性味：味甘，性平。

归经：归脾经、肺经、肾经。

功效：补脾养胃，生津益肺，补肾涩精。

为薯蓣科植物薯蓣的块茎。冬季茎叶枯萎后采挖。以河南（古怀庆所属）所产质量最佳，习称"怀山药"。

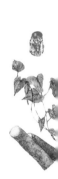

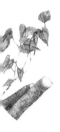

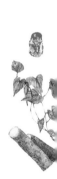

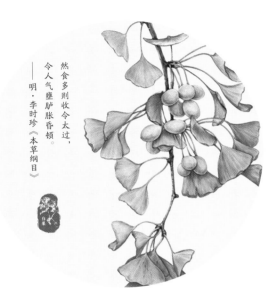

然食多则收令太过，

令人气壅胪胀昏顿。

——明·李时珍《本草纲目》

白果

性味：味甘、苦、涩，性平，有小毒。

归经：归肺经。

功效：敛肺定喘，止带浊，缩小便。

为银杏的干燥成熟种子。

李时珍说，银杏最早生于江南，因为叶子的形状像鸭掌，得名鸭脚。宋朝初开始进贡，因为它形状像小杏，核又白，所以改叫银杏。

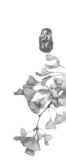

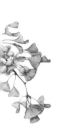

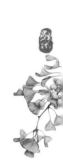

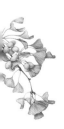

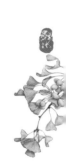

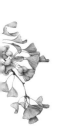

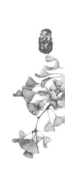

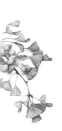

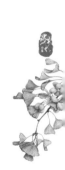

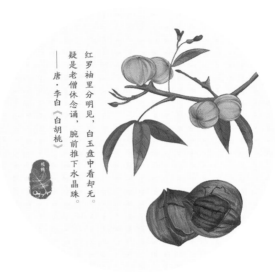

红罗袖里分明见，白玉盘中看却无。
疑是老僧休念诵，腕前推下水晶珠。
——唐·李白《白胡桃》

胡桃仁

性味：味甘、涩，性温。
归经：归肾经、肝经、肺经。
功效：补肾固精，温肺定喘，润肠通便。

为胡桃科植物胡桃的种仁。

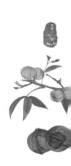

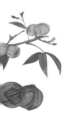

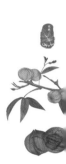

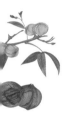

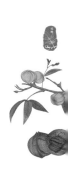

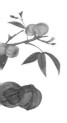

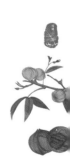

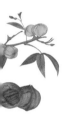

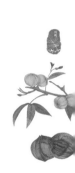

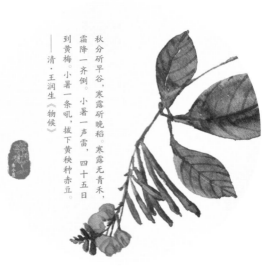

秋分斫早谷，寒露斫晚稻。寒露无青禾，霜降一齐倒。小暑一声雷，四十五日到黄梅。小暑一条虬，拔下黄秧种赤豆。

——清·王润生《物候》

赤小豆

性味：味甘、酸，性平。

归经：归心经、小肠经。

功效：利水消肿，解毒排脓。

为豆科植物赤小豆或赤豆的种子。

每逢农历十二月初八，中国民间有吃"腊八粥"的习俗，即用米、豆等谷物和枣、栗、莲子等干果煮成的粥。"腊八粥"以八方食物合在一块，有合聚万物、调和千灵之意。

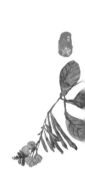

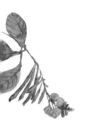

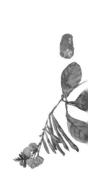

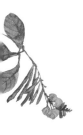

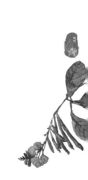

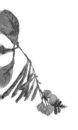

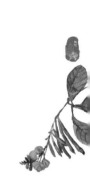

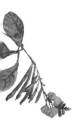

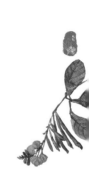

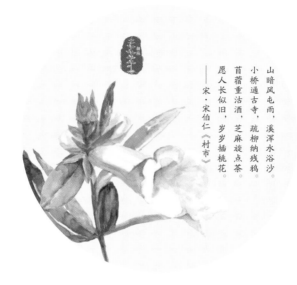

山暗风屯雨，溪浑水浴沙。
小桥通古寺，疏柳纳残鸦。
苜蓿重沽酒，芝麻旋点茶。
愿人长似旧，岁岁插桃花。
——宋·宋伯仁《村市》

黑芝麻

性味：味甘，性平。
归经：肝经、脾经、肾经。
功效：补益肝肾，养血益精，润肠通便。

为胡麻科植物芝麻的黑色种子。

芝麻，被称为八谷之冠。苏东坡将芝麻九蒸，"茯苓去皮，捣罗为少白蜜，为面，杂胡麻食之，甚美。如此服食已多日，气力不衰"。民间又有正月十五闹元宵的习俗，吃过芝麻元宵，阖家甜蜜。

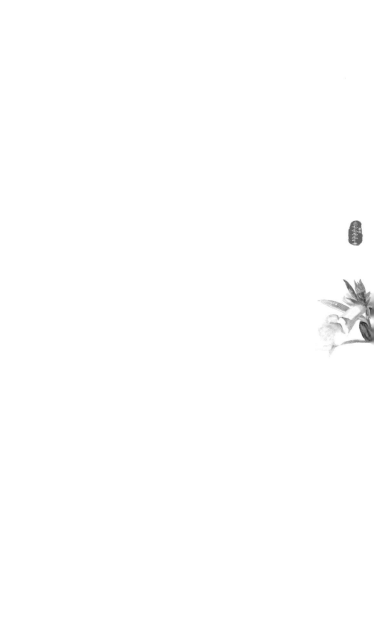

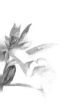

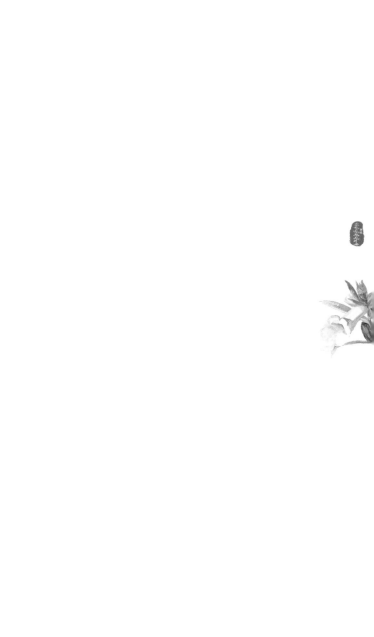

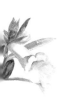

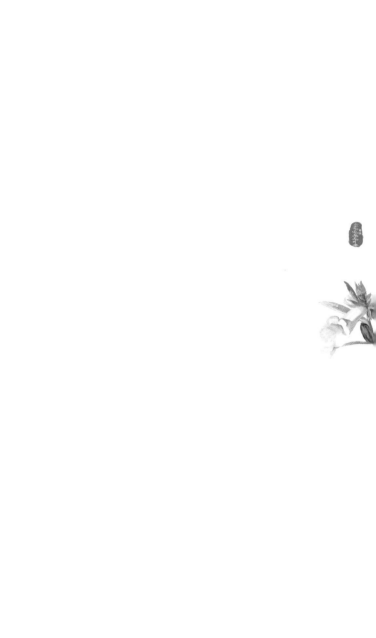

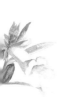

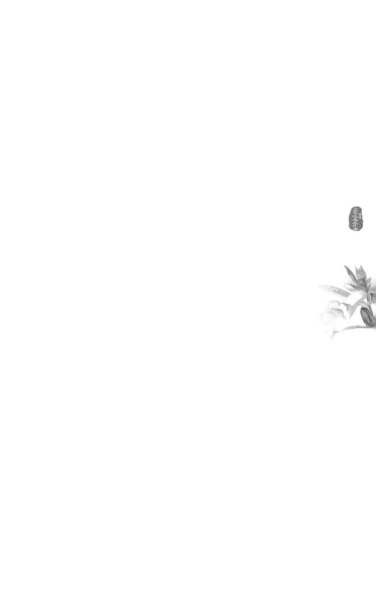

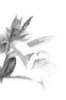

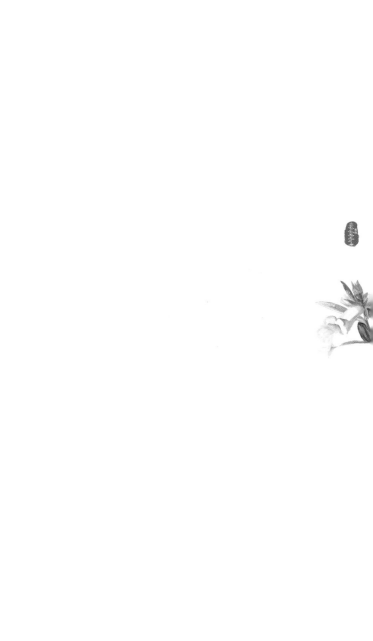

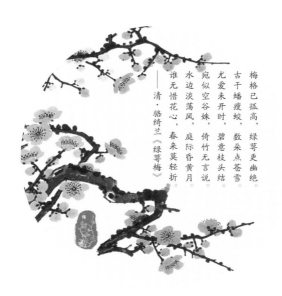

梅格已孤高，绿萼更幽绝。
古干蟠瘦蛟，数朵点苍雪。
尤爱未开时，碧意枝头结。
宛似空谷姝，倚竹无言说。
水边淡荡风，庭际昏黄月。
谁无惜花心，春来莫轻折。

——清·骆绮兰《绿萼梅》

绿萼梅

性味：味苦、微甘，性平。
归经：归肝经、胃经、肺经。
功效：疏肝解郁，开胃生津，化痰。

绿萼梅以花入药。冬末至次年早春采摘初
开放的花朵，晒干。

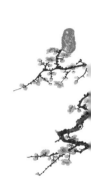

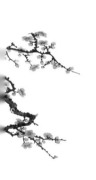

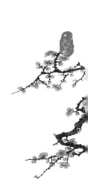

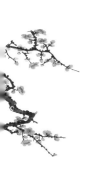

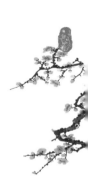

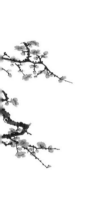

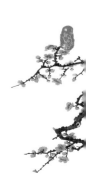

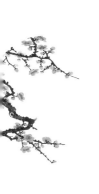

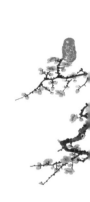

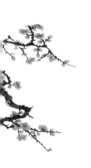